AF464405

DE L'EMPLOI DE L'AIMANT

DANS

LE TRAITEMENT DES MALADIES

PAR

MOUZIN

MÉDECIN

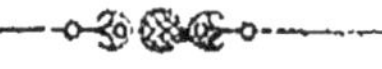

PARIS

FORTIN MASSON ET COMP., LIBRAIRES,

PLACE DE L'ÉCOLE-DE-MÉDECINE, 1.

A LEIPZIG, AU DÉPOT GÉNÉRAL, CHEZ L. MICHELSEN.

1843.

DE L'EMPLOI
DE L'AIMANT
DANS
LE TRAITEMENT DES MALADIES.

De l'Aimant et de la force magnétique.

On trouve dans le sein de la terre et même assez souvent à la surface du sol, des substances qui ont la propriété d'attirer le fer et d'être attirées par lui : on a donné à ces substances le nom d'*aimant* naturel. On les appelait jadis pierres d'aimant, parce que leur structure présente une apparence pierreuse plutôt que métallique. La force attractive réciproque de l'aimant et du fer, distincte de toutes les autres forces naturelles, est désignée sous le nom de *force magnétique*.

Le fer semble être à l'égard de l'aimant ce que les corps pesants sont par rapport à la terre ; la masse du globe attire les corps dans tous les sens et les presse sur sa surface ; de même, dans l'aimant, il y a deux régions opposées qui montrent une force d'attraction très-vive, tandis que cette force ne se manifeste plus dans l'intervalle qui les sépare. On peut donc tracer sur la surface d'un aimant et vers le milieu de sa longueur une ligne dont les points n'exercent aucune action attractive. Cette ligne *neutre*, appelée aussi ligne *moyenne*, partage l'aimant en deux parties, que l'on appelle les deux pôles de celui-ci.

Si l'on coupe ou brise un aimant à l'endroit de la ligne moyenne, chacune des moitiés sera un aimant tout entier ayant ses deux pôles et sa ligne moyenne au milieu. En les brisant de nouveau, les moitiés de ces moitiés présenteront les mêmes phénomènes, et l'on pourra pousser ces subdivisions aussi loin que l'on voudra, sans jamais former un aimant qui n'ait qu'un seul pôle.

Les deux forces qui résident de part et d'autre de la ligne moyenne dans les deux moitiés d'un aimant semblent d'abord identiques, parce qu'elles agissent de la même manière sur le fer ; mais si l'on suspend un aimant horizontalement au moyen d'un fil, ou de toute autre manière, et qu'à l'un de ses pôles on présente successivement les deux pôles d'un autre aimant, on voit que le pôle de l'aimant suspendu sera attiré par l'un et repoussé par l'autre, et qu'en réalité, les forces de chaque pôle sont opposées, puisqu'elles agissent en sens contraire sur les aimants, l'une attirant ce que l'autre repousse.

En cherchant à remonter à l'origine des forces qui produisent les phénomènes magnétiques, on reconnaît qu'elles dépendent d'un fluide particulier répandu dans la masse d'oxyde de fer qui constitue l'aimant naturel, lequel fluide peut en être séparé (par exemple, par l'action de la chaleur) sans qu'il y ait aucune perte des éléments matériels de l'aimant. Et comme on a vu qu'il y a deux forces magnétiques opposées, on admet aussi qu'il y a deux fluides contraires, dont chacun se repousse et attire l'autre.

Ces fluides existent pareillement dans le fer, car l'action manifestée avec ce métal, très-distincte de la matière pondérable, ne s'exerce pas sur les molécules matérielles, mais bien sur les fluides magnétiques contenus dans les intervalles de ces molécules ; aussi, sous l'influence de l'aimant, le fer devient lui-même un aimant, c'est-à-dire que les deux fluides magnétiques s'y montrent distincts et séparés, tandis que dans son état naturel, le fer contient ces fluides combinés ou autrement neutralisés l'un par l'autre.

Le fluide magnétique ne passe pas d'un corps à un autre, car avec un aimant on peut aimanter des morceaux de fer aussi longtemps et aussi souvent qu'on le veut sans qu'il perde rien de ses propriétés. De plus, on peut remarquer qu'un morceau de fer qui touche l'un des pôles d'un aimant devient aimant lui-même pendant toute la durée du contact, et possède une ligne moyenne, deux pôles et deux fluides, tandis qu'il n'en pourrait recevoir qu'un seul si c'était l'aimant qui le lui donnât.

A l'aide de procédés fort simples et bien connus dans les arts, on parvient à développer dans l'acier la force magnétique, qui s'y conserve très-bien, tandis qu'elle n'est que passagère dans le fer doux. C'est avec ces aimants artificiels, ou barreaux d'acier aimantés, auxquels on donne diverses formes, que l'on produit ordinairement tous les phénomènes magnétiques.

On connaissait en médecine plusieurs effets physiologiques de l'aimant, et Samuel Hahnemann, dans son livre sur les symptômes développés chez l'homme sain par les divers agents thérapeutiques, a décrit avec détail l'action sur l'organisme de chacun des pôles d'un aimant. Toutefois, cette action n'étant immédiatement appréciable que dans les cas où la sensibilité nerveuse est très-exaltée par la maladie, l'art de guérir, jusqu'aux découvertes de ces derniers temps, n'avait tiré que bien peu de parti de ce moyen.

Courant électrique produit par l'Aimant.

Indépendamment de la propriété qu'il a de développer la force magnétique dans le fer, l'aimant sert encore à produire une sorte de courant électrique analogue à celui qu'on obtient d'un appareil voltaïque. En effet, si l'on enroule un fil métallique recouvert de soie, de 100 ou 200 mètres de longueur, sur une bobine en bois ou en métal, dont l'ouverture intérieure est assez grande pour recevoir un aimant, à l'instant où l'on introduit l'un des pôles de cet aimant dans l'intérieur de la bobine, il se manifeste dans le fil métallique un courant électrique, dont la présence est facile à constater avec les instruments de physique. Ce courant cesse d'être sensible pendant tout le temps que l'aimant reste dans la bobine, mais au moment où l'on enlève l'aimant le courant apparaît de nouveau.

De même que l'aimant introduit dans la bobine détermine un courant dans le fil enroulé, de même un courant galvanique dirigé dans ce fil donne la vertu magnétique à un morceau de fer ordinaire placé dans l'intérieur de la bobine. La puissance de cet aimant passager peut être considérable si le fil enroulé sur la bobine est très-long; mais cette puissance cesse à l'instant même où l'on interrompt le courant.

Qu'un aimant produise un courant électrique, ou qu'un courant galvanique fasse apparaître la puissance magnétique dans le fer ordinaire, si une personne touche à la fois les deux bouts du fil métallique enroulé sur la bobine, cette personne éprouve, au moment où le phénomène commence et à celui où il cesse, une sensation dont l'intensité varie en raison de la puissance de l'appareil, et du plus ou moins de nerfs qui se trouvent à la partie du corps mise en contact avec le conducteur métallique. L'expérience fait voir que la face intérieure des mains, principal organe du tact, est plus sensible à ces effets que la plupart des autres points du corps où l'on pourrait placer les conducteurs.

L'énergie des phénomènes physiologiques dépend principalement du degré auquel l'acier aimanté ou le fer ordinaire aura été poussé dans l'intérieur de la bobine ; la longueur et la grosseur du fil métallique enroulé a aussi une influence notable. Quant au courant galvanique, dans les cas où l'on y recourt, un seul couple (cuivre et zinc) d'un décimètre carré, qui seul ne produirait aucune sensation, même sur les organes les plus sensibles, suffit et au delà pour faire apparaître toute la puissance magnétique que l'on peut avoir besoin de produire pour des effets physiologiques.

C'est sur ces données fournies par les travaux, en grande partie très-récents des physiciens contemporains, qu'on a construit des appareils dits *électro-magnétiques*, faciles à transporter, en raison de leur peu de volume, au moyen desquels le courant mis en mouvement par l'aimant peut être instantanément produit et interrompu, de manière à faire éprouver à la personne soumise à l'expérience de petites secousses rapidement réitérées et graduées selon l'exigence des cas.

Les courants obtenus avec tant de facilité au moyen de l'aimant, ont tous les effets de ceux que l'on peut produire avec les appareils galvaniques ; mais ils ont sur ces derniers l'avantage très-grand de pouvoir être instantanément proportionnés à la force du malade et à la sensibilité des parties sur lesquelles on veut en diriger l'effet, en même temps qu'ils agissent toujours avec une égale intensité. Tandis que les piles galvaniques, dont la mise en action exige d'assez longues préparations, ne fonctionnant que peu de temps avec la même puissance, étaient d'un usage si compliqué et si incertain, que malgré les effets constatés par quelques médecins physiciens dans des expériences où l'on tenait peu de compte du temps et des dépenses exigées par les manipulations, le galvanisme n'était à peu près compté que pour mémoire au nombre des agents thérapeutiques.

Action de l'Électricité sur les fonctions organiques.

Les contractions musculaires, les sécrétions des diverses humeurs, et en général toutes les fonctions organiques, s'opèrent sous l'influence de forces analogues à celles que l'on peut rendre sensibles à l'aide des machines électriques, des appareils galvaniques et de l'aimant. Cette vérité a été mise en évidence par des expériences qu'il est utile de rappeler ici.

Le docteur Wilson Philip ayant coupé à plusieurs lapins les deux nerfs pneumo-gastriques, dont les ramifications s'étendent aux poumons et à l'estomac, immédiatement après cette section, la respiration devint difficile; du persil qu'ils avaient mangé resta sans altération dans leur estomac, et ils moururent au bout de quelques heures. L'opération ayant été renouvelée sur d'autres lapins, Wilson Philip fit passer un faible courant par le nerf, en faisant communiquer l'un des conducteurs avec ce nerf au-dessous de la section, et l'autre avec une plaque de métal placée sur le corps à la région de l'estomac; la difficulté de respirer cessa aussitôt. L'expérience ayant été continuée pendant vingt-six heures, les lapins furent tués ensuite, et on trouva le persil aussi bien digéré que dans des lapins bien portants nourris dans le même temps. L'estomac répandit, en outre, l'odeur particulière propre aux lapins pendant le travail de la digestion.

Ces expériences, souvent répétées avec le même résultat, ont donné lieu à une discussion entre les physiologistes, relativement au mode d'influence du courant galvanique; MM. Breschet et Milne-Edwards, entre autres, ont prétendu qu'il n'agissait que comme puissance mécanique, puisqu'on obtenait un résultat pareil en irritant avec la pointe d'un instrument le bout du nerf coupé, qui se rend à l'estomac. Mais en admettant que l'excitation du nerf par un contact mécanique produise, dans le cas dont il s'agit, les mêmes effets que ceux déterminés par le courant électrique, on doit se demander d'abord si le dérangement mécaniquement apporté dans la situation des parties constituantes du nerf n'a pas suffi pour dégager de l'électricité (1); et ensuite en comparant les actions mécanique et électrique sous le rapport du plus ou moins d'analogie qu'elles peuvent avoir avec l'influence du cerveau sur l'estomac et le poumon, il reste à voir si l'on peut supposer que dans les contractions de ces organes

(1) Traité de l'Électr. et du Magnét., par M. Becquerel, t. IV, p. 285. M. Nauche, dont les travaux sur le galvanisme sont bien connus, s'est livré à des expériences d'où il semble résulter que l'irritation du nerf par un contact mécanique n'a d'effet, dans le cas dont il s'agit, qu'en dégageant la portion restante de l'agent électroïde qui se trouvait dans le nerf. Il est à désirer que ce savant médecin se décide à publier les expériences dont il a bien voulu me communiquer les résultats.

l'impulsion émanée du cerveau soit due à une action mécanique plutôt qu'électrique.

Ramenée à ces termes, la question ne paraît plus présenter de difficultés sérieuses, puisqu'on ne saurait concevoir l'action mécanique du cerveau, tandis qu'on a maintes fois constaté la présence des courants électriques dans les animaux, à la surface des membranes et dans les organes hétérogènes. M. Donné, qui a reconnu l'existence de ces courants, les avait attribués à la réaction des humeurs, les unes acides et les autres alcalines, que sécrètent les divers organes (1); mais M. Matteucci a établi par des expériences (2) que les substances alcalines et acides reconnues par M. Donné étaient elles-mêmes produites par l'état électrique positif ou négatif, communiqué aux divers organes sécrétoires par le cerveau ; de telle sorte que, si l'on détruit les communications de ces organes avec

(1) D'après les recherches les plus modernes, on considère le liquide sécrété par la peau comme ayant tous les caractères de l'acide acétique, la salive comme alcaline. La membrane muqueuse de l'estomac est imbibée d'un liquide très-acide jusqu'à l'orifice du pylore ; au delà et dès le commencement du duodénum, le mucus intestinal est alcalin dans toute l'étendue du canal digestif. Le foie sécrète un liquide alcalin, les sérosités, les synovies sont alcalines, l'urine acide, etc.

(2) Annales de Phys. et de Chim., 1835 et suiv. — Traité de l'Élect. et du Magn., par M. Becquerel, t. IV, p. 301.

les centres nerveux; les courants cessent, quoique l'acidité et l'alcalinité continuent d'exister, de même que si les communications subsistent, l'on observe encore les courants, lors même qu'on a fait disparaître avec des réactifs convenables les acides et les alcalis sécrétés par les organes. On peut dire d'après cela que l'existence des courants électriques est liée à celle de la vie.

Les courants produits par l'aimant peuvent agir sur l'économie animale, soit physiquement, en donnant lieu à des contractions et autres changements dans la situation des parties organiques, soit en faisant naître des réactions chimiques qui favorisent ou modifient les sécrétions (1).

Relativement au dernier mode d'action, il peut être convenable de rappeler aussi quelques expériences. On sait que l'électricité joue un rôle important dans les phénomènes de composition et de décomposition qui sont l'objet de la chimie, l'attraction des molécules de chaque

(1) Pour les effets chimiques, il faut que le fil de métal enroulé sur la bobine soit plus court et plus gros : 45 mètres d'un fil de cuivre de 2 à 3 millimètres de diamètre, suffisent pour ce cas dans lequel la sensation produite sur le malade diminue d'intensité à mesure que la grosseur du fil a augmenté.

composé dépendant de la nature et de la quantité d'électricité qu'il possède. Les corps organisés sont soumis aux mêmes lois, et indépendamment du principe vital sous l'influence duquel l'organisation se développe et se maintient, l'électricité extérieure, de même que celle répandue dans l'atmosphère, peut exercer une action sur les corps.

On sait que l'électricité positive attire les acides, tandis que les alcalis sont portés vers l'électricité négative. On sait aussi que les courants électriques vont du pôle positif au pôle négatif. En s'appuyant sur ces vérités constatées par l'observation, les chimistes sont parvenus à opérer des décompositions qui auraient été impossibles en employant d'autres moyens.

Les matières animales mises en expérience sont décomposées plus rapidement encore que les substances inorganiques. Davy a mis ce fait en évidence par les expériences suivantes :

Il prit deux tubes de verre dont l'un renfermait une solution de chlorure de barium et l'autre de l'eau distillée ; le premier communiquait avec le pôle positif d'un appareil galvanique, et le second avec le pôle négatif. En faisant communiquer les deux tubes au moyen d'un fil métallique, la décomposition s'opérait dans le premier vase, la barite passait dans le tube négatif, et le chlore restait dans le tube positif. Pour une deuxième expérience, Davy établit la communication entre les deux tubes avec un morceau de chair musculaire de bœuf d'environ huit centimètres de long sur un centimètre et demi d'épaisseur, et presque immédiatement il put recueillir dans le tube négatif de la soude, de l'ammoniaque et de la chaux provenant de la matière animale ; ce ne fut qu'un quart d'heure après que la barite parut.

Davy ne se borna pas à opérer sur la nature morte ; il voulut voir aussi ce qui se passe quand on soumet à l'action d'un courant électrique de la substance animale vivante. Il fit passer un courant très-énergique dans de l'eau distillée ; puis il mit ses doigts, préalablement lavés, dans la partie positive du circuit. Bientôt il y eut production d'une substance acide qui avait les caractères d'un mélange d'acide chlorhydrique, d'acide phosphorique et d'acide sulfurique. En faisant l'expérience du côté négatif, il s'y manifesta promptement aussi une substance alcaline. Il était naturel de penser, d'après cela, que puisque les substances acides et alcalines peuvent être séparées de leur combinaison dans les corps vivants au moyen des pouvoirs électriques, on pourrait, par le même moyen, introduire dans l'intérieur du corps diverses substances capables de réagir sur les organes dans les différents cas de maladie.

Cette présomption n'a pas tardé à se vérifier, et l'on peut citer à ce sujet les expériences du docteur Fabré-Palaprat, souvent répétées depuis par les praticiens. Il a appliqué sur le bras d'un malade une petite compresse imbibée d'une solution d'iodure de potassium, qu'il a recouverte avec une lame de platine communiquant au pôle positif d'un appareil voltaïque. Il a placé à l'autre bras une compresse humide avec de l'amidon, et l'a également recouverte d'une plaque de platine en communication avec le pôle négatif. Peu d'instants après, l'amidon a pris une teinte bleue, qui prouvait que l'iode avait passé d'un des bras à l'autre. Ce transport n'avait pu s'opérer que par l'intérieur du corps, car la peau des bras avait été essuyée et séchée avec soin, de manière à ne pouvoir servir de conducteur au courant. Dans une autre expérience, il a enlevé légèrement l'épiderme de la peau, et l'effet a été encore plus marqué.

Le même médecin a aussi transporté l'iode et d'autres médicaments au moyen d'aiguilles enfoncées dans les chairs, et communiquant avec les conducteurs d'un courant, dans le circuit duquel il avait placé la solution médicamenteuse. Il a réussi à fondre ainsi des engorgements qui avaient résisté à toute autre médication.

L'application de l'électricité fournie par l'aimant, ne présente rien de pénible ni de désagréable pour les malades, à la force et à la sensibilité desquels on proportionne toujours l'intensité du courant. L'application se fait ordinairement au système général de l'organisme, en plaçant le conducteur positif à la nuque près de l'origine des nerfs, et le conducteur négatif à la région de l'estomac; dans quelques cas, l'application est locale sur les parties où l'effet doit être produit, comme lorsqu'il s'agit, par exemple, de dissiper un engorgement ou de fondre une glande. Les malades placent eux-mêmes à l'endroit déterminé une plaque métallique qui correspond avec l'appareil par un fil de métal recouvert de soie.

Il n'est pas besoin de beaucoup de dextérité de la part de celui qui dirige l'application. Il faut seulement qu'il possède une connaissance approfondie des propriétés générales de l'électricité, comme force physique et comme force chimique; car avec un agent aussi puissant, si l'on n'a que des notions superficielles, on court le risque de porter du désordre là où l'on veut rétablir l'harmonie.

Je vais faire brièvement connaître les affections contre lesquelles l'électro-magnétisme a été utilement employé. Je rappellerai aussi les maladies combattues avec avantage par le galvanisme dans les cas rares où l'on y a eu recours. Les phénomènes physiologiques produits par ce fluide étant identiques avec ceux qui se manifestent sous l'influence de l'électricité magnétique.

Maladies nerveuses.

On comprend sous la dénomination générale de *maladies nerveuses* toutes manifestations anormales du sentiment, du mouvement ou de la pensée, quand elles se rattachent au système nerveux d'une manière primaire, sans être simplement le symptôme d'une autre maladie; ou bien quand, dépendant d'une autre affection, elles se présentent néanmoins sous les caractères d'une pure anomalie du système nerveux. Les causes éloignées des maladies nerveuses peuvent être classées de la manière suivante :

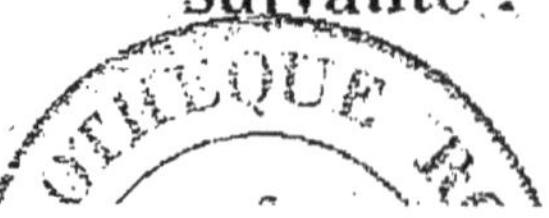

1° *Prédispositions*, laxité de la fibre, enfance, sexe féminin, époques de la dentition, de la puberté, vie studieuse, abaissement du baromètre.

2° *Affaiblissement*, qui peut lui-même provenir de plusieurs sources.

3° *Destruction de l'équilibre* par suite de pléthore sanguine, de suppression de l'activité musculaire, de celle du système abdominal, de la sécrétion cutanée, de la fonction sexuelle et de toute évacuation habituelle.

4° *Irritations locales et spécifiques.*

Dans le traitement de toute maladie nerveuse, la première question qu'on doit se poser est celle-ci : S'agit-il d'une maladie purement nerveuse, ou seulement du produit d'autres altérations et maladies matérielles de l'organisme? Dans le premier cas, on dirige le traitement d'une manière directe vers le système nerveux ; dans le second, on éloigne les altérations et maladies matérielles qui occasionnent l'affection nerveuse; après quoi on voit souvent celle-ci disparaître d'elle-même : si néanmoins elle persiste, il faut la traiter comme maladie nerveuse pure.

Pour réussir à procurer la guérison, l'électricité magnétique offre une ressource précieuse et que l'on comprendra facilement, si l'on remarque que ce fluide agit directement sur les nerfs qui lui servent eux-mêmes de conducteurs dans l'organisme, et que la direction que l'on donne à volonté au courant permet d'exciter ou de calmer l'activité nerveuse, suivant les cas des maladies qu'il s'agit de guérir.

Maladies mentales.

L'esprit immortel ne peut pas, de sa nature, devenir malade dans le sens matériel que nous attachons ordinairement à ce mot ; mais pendant son existence terrestre, l'esprit, uni intimement avec le corps, ne peut manifester son action au dehors qu'au moyen de l'organisation. C'est spécialement avec le système nerveux, et plus particulièrement encore avec le cerveau, partie la plus sublime de cet appareil, que l'esprit immortel est lié ; et sous ce rapport, on est fondé à dire que le cerveau est l'organe de l'âme. Ainsi toute maladie mentale consiste dans un état anormal de l'organe de l'âme, dont l'activité peut être accidentellement exaltée, diminuée ou pervertie. On sait que des troubles de l'âme peuvent être provoqués par des causes purement matérielles, comme dans les cas d'ivresse, de fièvre ou d'emploi des narcotiques ; on sait aussi que l'aliénation mentale a souvent cessé par le transport de l'affection sur d'autres organes du corps, par exemple, par la manifestation d'une phthysie, d'une épilepsie, d'une hydropisie.

Dès l'époque des premières découvertes sur le galvanisme, Aldini en a fait une heureuse application au traitement de la mélancolie. Plusieurs cas de monomanie ont été heureusement guéris par divers médecins à l'aide du même moyen, et Fabré-Palaprat cite, entre autres, une dame âgée de trente-trois ans, qui, après avoir assisté à un spectacle où l'on voyait commettre un assassinat, fut poursuivie par des pensées analogues à ce triste sujet, et éprouvait la tentation de couper la gorge à son mari avec un rasoir. Effrayée elle-même de cette disposition, elle eut le courage d'en parler et de demander à être très-rigoureusement surveillée. Ayant été confiée aux soins d'un médecin habile, elle fut soumise au traitement le plus rationnel ; mais tout fut inutile jusqu'au moment où l'on songea à employer l'électricité voltaïque. Dix séances ont suffi pour la guérir entièrement.

Le docteur Labaume, qui s'est livré exclusivement, à Londres, à la pratique du galvanisme, parle aussi de plusieurs guérisons de monomanie et de véritable folie; il mentionne, en outre, un établissement formé à Aversa en Sicile pour recevoir des insensés, et dans lequel un grand nombre d'individus ont été guéris de la folie mélancolique ou monomanie, par l'application de ce moyen puissant.

Il est facile de concevoir que l'électricité agissant directement sur le système nerveux, siége principal de la maladie, doit modifier l'état des parties et peut amener ainsi la guérison.

OBSERVATIONS.

Hypocondrie.

M. J... P..., âgé de quarante-cinq ans, avait été fort occupé en qualité de chef d'une maison d'éducation qu'il avait dirigée avec habileté pendant une vingtaine d'années. La prospérité de son établissement lui avait procuré une aisance suffisante pour pouvoir se reposer et se consacrer exclusivement à sa famille. Mais peu après la remise de son pensionnat à une autre personne, il commença à se plaindre de malaises, d'insomnie et de trouble dans les fonctions digestives. Il craignait de devenir idiot, disant que les idées et la mémoire lui manquaient tout à fait. Toutes ses pensées étaient dirigées vers sa santé, et il cherchait avec avidité dans les livres de médecine la description des maladies qu'il croyait avoir. Un médecin de ses amis avait essayé de dissiper ses inquiétudes en lui disant que son mal n'avait rien de réel, et qu'il dépendait de lui de chasser l'ennui qui l'obsédait, en se livrant activement au travail corporel et intellectuel; mais ces conseils n'avaient fait que l'irriter et détruire la confiance qu'il pouvait avoir auparavant dans son médecin. Il y avait deux ans environ qu'il se trouvait dans cet état, dont l'influence sur son caractère avait été très-pénible pour sa famille et les personnes qui l'entouraient, lorsque j'eus l'occasion de le voir. Après plusieurs entretiens sur sa maladie, il consentit à faire l'essai de l'électricité magnétique, et dès la première semaine, il éprouva une amélioration notable, constatée par la cessation d'une constipation habituelle et par un retour d'appétit. Le traitement ayant été continué pendant six semaines, il se trouva lui-même assez bien pour juger qu'il pouvait confier aux seuls efforts de la nature le rétablissement complet de sa santé. Son espoir n'a point été trompé ; il continue à être bien au physique et au moral.

Surexcitation nerveuse.

Madame X..., âgée de trente-deux ans, veuve depuis trois ans, avait joui d'une santé florissante pendant toute sa jeunesse et les premières années de son mariage ; mais des chagrins occasionnés par le caractère et la conduite de son mari, amenèrent chez elle un changement fâcheux. Devenue veuve à trente ans, le repos qu'elle recouvra n'avait pas suffi pour rétablir sa santé. Les épreuves malheureuses auxquelles elle avait été soumise l'avaient laissée dans une crainte continuelle sur l'issue de toutes les choses qui pouvaient la concerner. Les sensations les plus légères lui paraissaient souvent insupportables. Un faible bruit, une odeur quelquefois inappréciable pour les autres personnes, lui occasionnaient des spasmes et des douleurs de tête ; mangeant très-peu, elle ne prenait que des aliments presque sans aucun assaisonnement ; toutes les fonctions chez elle étaient affaiblies, et son sang à peine coloré. Depuis longtemps déjà son médecin ne lui prescrivait aucun remède, le mal semblant s'aggraver à la suite de toute médication. Au mois de septembre 1842, une de ses parentes qui avait entendu parler des effets galvano-magnétiques, la décida, avec assez de peine, à s'adresser à moi, et le traitement commença presque aussitôt. Dans les premiers jours, je dus employer le courant le plus faible, interrompant fréquemment la séance pour laisser reposer la malade; mais au bout de peu de temps j'augmentai graduellement, et j'arrivai ainsi à employer un courant dont l'intensité aurait été insupportable au commencement. Les forces se relevèrent sensiblement, la digestion s'améliora, l'excessive sensibilité diminua au point que la malade se tenait pendant des journées entières dans une pièce de son appartement, donnant sur une rue fréquentée et où passaient de nombreuses voitures, tandis qu'auparavant, ce bruit la fatiguait tellement, qu'elle ne pouvait demeurer que dans une chambre très-éloignée de la rue. Les applications magnéto-électriques ont eu lieu d'abord à trois jours de distance, puis à deux jours, enfin dans la dernière semaine elles ont été quotidiennes. Je n'ai pas revu la malade depuis la fin d'octobre, mais j'ai su qu'elle continuait à jouir d'une santé comparativement bonne pour une personne aussi affaiblie.

Céphalalgie.

Mademoiselle Marie B..., âgée de vingt-huit ans, était sujette à des maux de tête d'une violence telle, qu'elle en perdait quelquefois le sentiment. Cette personne, aussi heureusement douée au physique qu'au moral, avait vu s'évanouir l'espoir d'un mariage projeté avec un homme qu'elle aimait. Sa mère n'avait rien négligé pour la distraire et la consoler; mais elle tomba dans un état de marasme qui fit craindre pour ses jours. Traitée par un praticien habile, elle se rétablit au bout de quelque temps, mais il lui resta une disposition aux douleurs de tête, que la moindre émotion morale faisait apparaître, et qui survenaient même souvent sans cause appréciable.

Le 12 novembre, une première application galvano-magnétique fut faite durant une demi-heure. Mademoiselle B*** n'ayant point éprouvé de fatigues, on continua les jours suivants, et une semaine s'écoula sans que le mal de tête se fît sentir. Au bout de ce temps, une nouvelle fâcheuse étant parvenue à la famille de la malade, celle-ci en éprouva un chagrin qui donna lieu à un accès; mais la durée et l'intensité de celui-ci furent beaucoup moindres qu'ils n'avaient été auparavant. Le traitement a été continué pendant six semaines, et depuis lors les douleurs de tête ne se sont pas reproduites.

Insomnie.

Une dame âgée d'environ quarante ans, qui ne se plaignait d'aucune souffrance physique ni d'aucune préoccupation pénible, était privée de sommeil depuis plusieurs mois. Elle avait employé divers moyens indiqués par son médecin, sans parvenir à rappeler le sommeil. Six applications galvano-magnétiques avaient déjà ramené quelques heures d'un bon repos. Le traitement, continué pendant un mois, a pleinement réussi; on peut même croire qu'un temps moins long eût été suffisant.

Cardialgie.

Une demoiselle âgée de vingt-cinq ans était sujette à des douleurs spasmodiques à la région épigastrique. Ces douleurs, qui laissaient rarement une semaine de repos à la malade, amenaient quelquefois à leur suite des nausées et des vomissements, et s'étendaient alors jusque dans la poitrine et au dos. Vainement on avait employé les vomitifs et les purgatifs, ainsi que quelques remèdes nervins, lorsque la malade fut engagée à recourir à l'électricité magnétique. Pendant un mois qu'a duré le traitement, aucun accès ne s'est manifesté. Depuis lors, le mal ayant reparu, fut dissipé avec facilité par un médicament inutilement administré à plusieurs reprises avant l'emploi de l'aimant.

Palpitations.

On désigne, sous le nom de palpitations, un mouvement irrégulier et tumultueux de cœur ou de quelques vaisseaux sanguins. Les palpitations de cœur sont souvent assez violentes pour être perceptibles à la vue et même à l'oreille. A un haut degré, elles gênent la circulation, ce qui amène la difficulté de respirer et quelquefois la syncope.

Dans le plus grand nombre des cas, les palpitations sont symptômatiques, effet d'une autre maladie. Souvent elles tiennent à l'hypocondrie, à l'hystérie, ou elles sont occasionnées par un état d'irritation ou d'obstruction du ventre, par des vents, des vers, des congestions hémorrhoïdales; enfin elles peuvent se rattacher soit à une pléthore générale, soit à quelque principe morbifique; quelquefois, mais rarement, elles constituent une maladie particulière du cœur, dépendant le plus souvent d'un état spasmodique de l'organe, comme cela peut arriver pour tous les muscles.

La règle pour le traitement de cette affection est de combattre la cause matérielle, lorsqu'il en existe une, et, dans les cas purement nerveux, qui se présentent plus fréquemment que tous les autres, d'employer les moyens propres à agir sur ce système en général. Au nombre de ces moyens, l'électricité magnétique doit être placée au premier rang.

Paralysie.

La cause immédiate de la paralysie est une suspension de l'action des nerfs, qui peut être produite par un défaut réel de force ou par une cause extérieure s'opposant à la manifestation de cette force, comme la plénitude des vaisseaux, des extravasations, corps étrangers, tumeurs, luxations, ligatures. Enfin, l'action des nerfs peut être suspendue par des affections spasmodiques.

L'électricité magnétique procure des effets avantageux dans tous les cas de faiblesse ou de spasme; mais elle ne suffirait pas seule lorsqu'il y a obstacle matériel à l'exercice de la force nerveuse. Il convient donc de s'attacher avec soin à rechercher la cause des paralysies, comme en général de toutes les maladies nerveuses, car bien souvent, dans des cas qui paraissent semblables, les résultats du même traitement sont différents, l'un amenant la guérison, tandis que dans l'autre la maladie persiste.

Les effets de l'électricité voltaïque dans le traitement de la paralysie ont été constatés par tous les médecins qui se sont occupés du galvanisme. Aldini, Rossi, et plusieurs autres en Italie, Grapengiesser à Berlin, Sprenger à Iéna, Wilkinson, Yatman, Mansford à Londres, rapportent de nombreuses observations des différents cas dans lesquels ils en ont fait l'application avec succès. Des malades frappés d'hémiplégie, d'autres privés de l'usage d'un membre, ont été guéris complétement et en peu de temps. Un volume ne suffirait pas pour citer tous les cas de ce genre où l'électricité a été employée avec succès.

Amaurose.

Cette maladie consiste dans l'abolition de la vue sans perte de la transparence des humeurs ou des membranes de l'œil, avec dilatation des pupilles, l'iris ayant perdu en partie ou en totalité la faculté de se contracter sous l'influence de la lumière.

L'affection se développe ordinairement fort lentement. Les premiers symptômes sont : des étincelles, des flamboiements, des éclairs dans l'œil. Les causes sont celles de toutes les paralysies, principalement la surexcitation des yeux, leur trop grande fatigue et le transport de quelque principe morbifique sur cet organe.

M. de Humboldt, auquel la science doit tant, avait constaté, dans le même temps que Grapengiesser, l'efficacité de l'action d'un courant sur des malades affectés de cécité par suite d'un affaiblissement de la sensibilité nerveuse.

M. Magendie a confirmé les résultats annoncés par ses devanciers, en guérissant, au moyen de l'électricité voltaïque, des amauroses qui avaient résisté à l'action des moyens les plus violents de la chirurgie, tels que vésicatoires, moxas, etc. Toutefois les résultats satisfaisants n'ont jamais été obtenus que sur des amauroses incomplètes, c'est-à-dire dans des cas où la vue n'était pas entièrement abolie. Dans les expériences faites par M. Magendie, l'électricité a été portée dans les nerfs même à l'aide d'aiguilles, mais on peut réussir sans recourir à ce procédé toujours assez pénible pour les malades, et j'ai vu s'améliorer et guérir entièrement une affection de ce genre sous l'influence de l'électricité magnétique, sans que l'application du fluide ait été faite aux organes de la vue. Mais agissant sur tout l'organisme, comme les nervins usités en pareille circonstance, le fluide a rendu la force aux nerfs de la vue.

Surdité.

Les causes les plus fréquentes de la surdité sont les métastases, principalement celles du principe catarrho-rhumatismal : viennent ensuite les congestions sanguines, les obstructions abdominales, la faiblesse nerveuse, même une surexcitation locale par un son trop fort, enfin des vices organiques.

L'électricité galvanique ou magnétique produit les meilleurs effets dans les cas de faiblesse nerveuse, de surexcitation locale, et même dans celui d'obstruction abdominale; mais le traitement exige de la persévérance, et comme il n'est pas toujours facile de savoir à quel genre de cause la maladie se rattache, il convient d'employer tous les moyens que l'expérience a consacrés.

J'ai obtenu les résultats les plus opposés, quelques malades ayant été soulagés très-promptement, tandis que chez d'autres, le traitement prolongé pendant plusieurs mois n'a produit aucune amélioration. La diversité des causes possibles de la maladie explique suffisamment cette contrariété apparente dans les effets d'une même médication; la difficulté se trouve à distinguer à l'avance les cas où l'électricité doit réussir.

Asthme.

Les symptômes de cette maladie consistent dans une difficulté de respirer, sans fièvre, qui, lorsque la maladie est légère, n'a lieu que pendant le mouvement, tandis que, dans le cas contraire, elle est continuelle, et s'accompagne aussi d'essoufflement. C'est par l'absence seule de la fièvre, qu'on distingue l'asthme de cette respiration courte qui accompagne presque toutes les fièvres aiguës, notamment la fièvre inflammatoire, et de la phthisie pulmonaire, avec laquelle il a d'ailleurs la plus grande analogie sous le rapport des phénomènes. Il y a des asthmes dans lesquels le malade a la respiration aussi courte, tousse et crache autant que dans la phthisie; seulement on ne voit chez lui ni fièvre chronique ni émaciation, ce qui sert à distinguer les cas.

L'asthme est presque toujours accompagné d'une toux tantôt sèche, tantôt avec expectoration. Il est continu ou périodique.

Les suites sont, les unes *locales*, gêne de la circulation du sang à travers les poumons, amenant des congestions sanguines, des accumulations de mucosités, des crachements de sang, les suffocations, etc.; les autres, *générales*, hématose incomplète, d'où constitution vicieuse des humeurs, extravasation de sérosités, etc.

On a fait plusieurs classifications de cette maladie, en raison des causes plus ou moins éloignées dont elle peut être la suite; mais dans tous les cas, et alors même qu'on s'attache à détruire ces causes éloignées par des médicaments appropriés, il faut recourir au traitement général, qui consiste principalement : 1° à faciliter la respiration ; 2° entretenir l'expectoration libre et dissiper les stagnations tant dans la poitrine que dans les viscères du bas-ventre ; 3° à favoriser toutes les sécrétions.

Sous ce triple rapport, l'électricité magnétique présente au médecin les ressources les plus précieuses et les plus sûres, car son action sur le spasme nerveux est immédiate et facile à concevoir ; il en est de même pour les deux autres indications, en raison de la puissance qu'il a d'accélérer la circulation des fluides et de dissiper les stagnations.

L'efficacité de ce moyen est telle dans le traitement de l'asthme, qu'à peine voit-on un malade sur dix qui n'en ressente les bons effets ; encore, dans ce cas, est-il naturel de penser que la maladie est entretenue par quelques altérations organiques produites par l'ancienneté de la maladie, et contre lesquelles tout autre moyen aurait été également impuissant.

OBSERVATIONS.

I.

Une demoiselle âgée d'environ trente ans avait eu plusieurs maladies de poitrine, à la suite desquelles sa respiration était devenue habituellement difficile; de temps en temps des accès d'oppression augmentaient son malaise habituel, et rendaient tout mouvement pénible et même impossible. Dans l'hiver de 1842, elle fut traitée pour une fluxion de poitrine; mais bien que l'inflammation eût été écartée depuis longtemps, elle ne se trouvait pas soulagée, et la respiration ne cessait pas d'être difficile. Il n'y avait pas émaciation, mais la toux était fréquente et l'expectoration abondante. Presque tous les soirs il y avait de la fièvre. La gêne apportée à la respiration et à la circulation avait amené un affaiblissement tel, que la malade ne pouvait presque pas quitter son fauteuil. Cet état inutilement combattu par les remèdes usités inspirait à la famille des craintes sérieuses, contre lesquelles les médecins ne rassuraient que faiblement.

Au mois de décembre 1842, j'eus l'occasion

de voir cette personne, et je proposai le traitement électro-magnétique, auquel on se soumit avec empressement. Les applications constitutionnelles furent commencées le 20 de décembre, et continuées chaque jour pendant trois mois. Dès les premières semaines, une amélioration sensible se manifesta : la respiration était plus facile; les accès de fièvre, plus rares d'abord, cessèrent bientôt tout à fait; les forces revinrent au point que la malade put faire à pied le trajet de chez elle chez moi, qui n'exigeait pas moins de vingt minutes; enfin elle reprit toutes ses habitudes et ses relations dans la société, où l'on avait à peu près perdu l'espérance de la revoir. Cet heureux changement s'est opéré presque entièrement sous la seule influence de l'électricité, de rares médicaments ayant été administrés seulement pour calmer les accidents de toux, crachements de sang, etc.

II.

Une dame d'environ quarante-cinq ans, sujette depuis longues années à une toux spasmodique, éprouvait depuis quelque temps une oppression extrêmement pénible qui la gênait surtout lorsqu'il fallait monter des escaliers;

souvent il y avait véritable suffocation et des accès de toux d'une violence extraordinaire. Obligée par ses affaires à sortir fréquemment de chez elle, elle sentait chaque jour plus de gêne et de difficulté à respirer, bien qu'elle eût constamment employé les remèdes indiqués contre les affections de la poitrine.

Ayant entendu parler des bons effets de l'électro-magnétisme, cette dame se décida à essayer de ce moyen, et fut en conséquence soumise à des applications d'une demi-heure chacune, le courant étant dirigé de la nuque à la poitrine. Les séances n'eurent lieu que trois fois par semaine, en raison des occupations de la malade, et dès la seconde semaine l'état avait changé au point qu'elle montait à un sixième étage sans éprouver d'oppression, circonstance qui lui servit d'abord de comparaison entre l'état où elle se trouvait et celui où elle avait été peu avant. Les accès de toux nocturne qui la privaient souvent de sommeil cessèrent tout à fait; les forces, qui avaient été très-affaiblies, revinrent en même temps, et enfin, après un traitement de six semaines, sa santé était entièrement rétablie.

III.

J'ai eu l'occasion de traiter, entre autres, un asthmatique dont la maladie, quant aux symptômes, ne présentait rien qui ne se voie ordinairement, mais tenait à une cause qui m'avait fait craindre pour l'issue du traitement. Le malade, âgé d'environ soixante ans, était un ouvrier marbrier occupé depuis sa jeunesse à tailler et à tourner la pierre et le marbre, et qui, vivant dans une atmosphère chargée d'une poussière pierreuse, était arrivé au point de ne pouvoir plus respirer qu'avec une extrême difficulté. Les suites de cette affection étaient devenues assez graves pour lui ôter la force de travailler. Les dépôts pierreux dans le poumon constituant un obstacle mécanique à la respiration, se sont dissipés sous l'influence du traitement, et je pus remarquer à chaque séance que l'activité imprimée à la circulation favorisait l'expectoration et donnait lieu à un crachement abondant. Après un mois environ de traitement, le malade put se livrer de nouveau au travail.

Labaume cite un grand nombre de cures opérées à l'aide du galvanisme dans les cas d'asthme et d'angine de poitrine. Il invoque aussi le témoignage du médecin en chef de l'hôpital de Worcester, qui lui avait positivement assuré que sur cent asthmatiques, quatre-vingt-dix étaient habituellement soulagés et guéris, et que plusieurs personnes attaquées de cette maladie depuis vingt ou trente ans avaient obtenu d'aussi bons résultats que celles qui n'en souffraient que depuis bien moins longtemps. Les mêmes observations avaient été faites dans l'hôpital de Saint-Barthélemi, à Londres, où l'asthme avait été aussi traité par le galvanisme. Labaume fait remarquer que, dans certaines circonstances, les bons effets ne se produisent qu'après que le traitement a été continué pendant quelque temps. Il cite à ce sujet un homme de moyen âge qui avait des attaques très-fréquentes et subites d'un asthme spasmodique, et qui souvent était obligé de sauter précipitamment à bas de son lit et d'ouvrir la fenêtre pour laisser entrer l'air et éviter la suffocation. Cet homme, dit-il, n'éprouva aucune diminution de ces souffrances jusqu'à ce que le remède ait été continué pendant six semaines, au bout duquel temps sa guérison devint complète.

Fabré-Palaprat rapporte le traitement et la guérison de l'amiral sir Alex. Cochrane, alors

(1828) âgé de soixante-dix ans. Ce dernier éprouvait depuis plusieurs années une oppression intolérable lorsqu'il se livrait au moindre exercice; il ne pouvait marcher sur un plan tant soit peu incliné sans être presque suffoqué; il fallait qu'on le portât quand il s'agissait de monter un escalier. Quelques applications de l'électricité voltaïque ont suffi pour rendre à sir Alex. Cochrane la facilité de faire de longues courses à pied, et de monter des escaliers même élevés sans éprouver de l'oppression.

Maladie gastrique.

Les maladies du système digestif ont une très-grande importance en raison de l'influence extraordinaire que ce système et ses affections exercent sur l'organisme entier, soit en entravant la reproduction des humeurs et en viciant la composition de celles-ci, soit par les connexions nerveuses qui unissent le système des nerfs abdominaux avec toutes les parties du corps.

L'état maladif de l'estomac est ordinairement indiqué par quelques-uns des symptômes suivants : manque d'appétit, altération du goût, pesanteur, tension et même douleur à la région épigastrique, éructations, nausées ou vomissements, gonflement et tension du ventre, pesanteur et pression dans l'abdomen, borborygmes ou même coliques, mal de reins, vents fétides, parfois diarrhée. Toutes les maladies gastriques sont caractérisées par un abattement extraordinaire qui n'est pas proportionné aux autres symptômes.

Cet état entraîne souvent avec lui d'autres symptômes purement sympathiques, parmi lesquels on peut citer principalement les palpitations et évanouissements fréquents, la chaleur à la tête et au visage, une grande impatience, caprices et irritation d'humeur, perte de mémoire, étourdissement, mal de tête, insomnie, sommeil inquiet, rêves pénibles, cauchemar.

Dans ces différentes affections, l'électricité magnétique a produit constamment les plus heureux effets.

OBSERVATIONS.

I.

Un homme de trente ans, constamment occupé dans son cabinet à des travaux de l'esprît, était sujet à une douleur avec tension à la région épigastrique, toujours accompagnée au moral d'une grande impatience, de l'irritation de l'humeur, avec abattement physique et une sorte d'émoussement de l'intelligence. Dans cet état il y avait constamment manque d'appétit, et altération du goût qui faisait refuser comme mauvais des aliments qui eussent été désirés dans d'autres circonstances.

Quinze applications magnéto-électriques, faites à un jour d'intervalle, ont changé la position du malade au point qu'il ne s'est plus ressenti de son mal.

II.

Une dame d'environ cinquante ans, qui avouait son goût pour la bonne chère, se plaignait de gonflement et de tension du ventre qui rendait la pression des vêtements pénible et souvent même insupportable. Elle éprouvait des borborygmes, et quelquefois des coliques.

Cette dame, ayant été pendant six semaines soumise à des applications magnéto-électriques, a vu se dissiper entièrement la tension et la sensibilité de l'abdomen, et se trouva soulagée d'une autre incommodité dont elle avait craint de parler d'abord : c'étaient des vents qui lui occasionnaient de vives douleurs quand elle était forcée de les retenir.

Labaume dit avoir eu dans neuf années environ huit cents exemples de maladies de l'estomac et des entrailles, dont plusieurs étaient accompagnées d'affections locales dangereuses, lesquelles maladies ont été guéries dans la proportion de huit sur dix.

Une femme de quarante ans, affligée d'une complication de maladies, ayant souffert de l'estomac depuis plusieurs années, ne pouvait, depuis plus de huit jours, prendre aucune nourriture, les liquides même étant rejetés aussitôt qu'ils étaient introduits dans l'estomac; une seule application, qui ne dura que quelques minutes, fit cesser les accidents, et permit à la malade d'user d'aliments solides, sans aucun inconvénient.

Il en fut de même, quoique avec des traitements plus longs, dans divers cas cités par Labaume, d'impossibilité de digérer autre chose que des aliments liquides (bouillon, gruau, etc.); d'aigreurs, de spasmes, etc., ainsi que d'accidents sympathiques, tels qu'étourdissement, perte de mémoire, disposition à quereller, etc.

Maladie du foie.

Dans les cas d'inflammation chronique du foie, de calculs biliaires et autres affections de cet organe, l'électricité magnétique a suppléé avec avantage tous les médicaments ordinairement employés. On conçoit dans ces circonstances sa double action physique et chimique sous l'influence desquelles l'organe recouvre l'état électrique qui lui est propre, en même temps que le fluide reprend son cours et sa densité naturels.

Labaume rapporte, comme exemple, dix observations relatives à des cas d'inflammation chronique du foie, de congestion, d'extension, d'inactivité, d'endurcissement de cet organe, d'obstruction spasmodique des conduits du fiel, de calculs biliaires, de jaunisse ; dans tous ces cas, le galvanisme s'est montré salutaire et les guérisons ont été promptes.

L'analogie devait faire présumer que des résultats semblables seraient obtenus dans les maladies de la rate et des reins, et l'expérience a pleinement confirmé ces présomptions.

Labaume, après avoir rapporté un exemple

de guérison d'extension et dureté de la rate, parle des bons effets qu'il a obtenus 1° dans un cas de douleur dans les reins, remontant à plusieurs mois; 2° chez un malade qui, depuis six jours, n'avait eu aucune sécrétion ni évacuation d'urine; 3° dans plusieurs cas de sécrétions urinaires pâles et abondantes, dégénérant presque en diabétès.

Constipation.

Dans plusieurs cas, l'obstruction des intestins a été guérie par un petit nombre d'applications du fluide dégagé par l'aimant; mais lorsque cette incommodité se rattache, comme il arrive très-souvent, à l'inertie du foie, il faut un traitement plus long pour ramener les fonctions à la régularité.

Labaume cite le cas d'un malade dont la constipation durait depuis quarante-cinq jours. Sir A. Cooper et le docteur Pennington recommandèrent alors le galvanisme, qui procura bientôt le soulagement. Les médecins pensèrent que l'accident avait été la suite de la paralysie des intestins, paralysie qui cessa entièrement sous l'influence du courant électrique.

Le même auteur rapporte une observation sur un cas de nature tout à fait opposée; il s'agissait d'une diarrhée qui durait depuis plusieurs mois, et qui procurait au malade de vingt à trente selles par jour. La guérison s'opéra graduellement en deux mois et demi, sous l'influence du galvanisme.

OBSERVATION.

Un homme de cinquante-trois ans, jouissant d'une bonne santé, était depuis plusieurs années tourmenté d'une constipation opiniâtre. Il avait eu recours à divers moyens recommandés contre cette incommodité, notamment au séné sous diverses formes et à la graine de moutarde blanche. Au bout de quelque temps, le premier remède avait été sans effet; le second, disait-il, lui avait causé une irritation intestinale qui l'avait obligé à en abandonner l'usage. L'état était devenu pénible, les fonctions n'ayant lieu qu'environ une fois par semaine, et quelquefois beaucoup plus rarement, quoique le malade fît chaque jour usage de lavements.

Je lui proposai de diriger un courant magnétique dans tout le tube intestinal, en plaçant un des conducteurs à la base de la langue et l'autre à l'anus. J'employai à cet effet une petite spatule d'argent dont la tige passait dans un tube de caoutchouc qui l'isolait suffisamment, et une canule garnie d'une petite douille en argent, communiquant par l'intérieur avec le fil conducteur du courant. L'électricité fut dirigée de haut en bas et l'application dura quinze minutes, non compris deux intervalles de repos. Le malade sentait un mouvement particulier qui ne constituait rien de pénible, mais le conducteur placé sur la langue semblait lui causer une grande gêne; sur la partie antérieure de cet organe le contact était réellement insupportable; mais à la base, vers le pharynx, la sensation était très-faible et la gêne n'était occasionnée que par la difficulté de tenir la spatule en place. Quant à l'autre conducteur, on aurait pu douter de sa présence si les mouvements tumultueux ressentis dans l'abdomen n'eussent montré avec évidence que le courant passait réellement d'un conducteur à l'autre.

Après trois séances qui eurent lieu sans interruption d'un jour à l'autre, le malade m'annonça qu'il avait eu une selle naturelle, sans borborygmes ni tranchées, et sans avoir fait usage de lavement. Les applications magnéto-électriques furent continuées ; mais pour éviter la fatigue au malade, je me bornai à placer le conducteur supérieur à la région épigastrique, et il me dit que les mouvements du ventre se produisaient dans cette circonstance d'une manière aussi distincte qu'alors que le conducteur était placé sur la langue. Le traitement a duré un mois, et depuis lors les fonctions ont eu lieu tous les deux ou trois jours, sans qu'il y ait eu besoin de recourir à aucun autre moyen. Il y a lieu de croire que cette amélioration n'est pas simplement passagère; car plus d'une année s'est écoulée depuis la cessation du traitement, sans que l'incommodité ancienne ait reparu.

Dans un très-grand nombre de cas, la constipation a cessé sous l'influence de l'électricité magnétique, sans que celle-ci ait été portée directement sur le tube intestinal : la simple application constitutionnelle (un conducteur à la nuque et l'autre à l'épigastre) a suffi le plus souvent, particulièrement chez les femmes. J'ai cité l'observation qui précède pour faire connaître ce que je considère comme un moyen extrême et d'un effet assuré.

Scrofules.

Les scrofules sont une maladie du système lymphatique, qui consistent en une faiblesse ou une irrégularité d'action de ce système, ainsi qu'en un mauvais état des sécrétions.

La maladie tenant principalement à la lenteur avec laquelle les substances introduites dans l'estomac sont assimilées et réparties dans l'organisme, l'action des remèdes est si peu sensible, que l'on peut souvent douter qu'ils en exercent une quelconque; aussi dit-on avec raison que nulle autre maladie n'exige autant de patience de la part du médecin.

C'est sous ce rapport particulier que l'électricité magnétique mérite d'être appréciée dans cette circonstance, son effet étant précisément d'activer la circulation en général, en même temps qu'il donne de la force au système nerveux, sous l'influence duquel s'accomplissent toutes les fonctions et sécrétions. Ce moyen est efficace, non-seulement contre la disposition au scrofule, mais aussi contre la maladie déclarée, ce qui est un objet d'une haute importance pour la société, cette affection, malgré les remèdes employés contre elle jusqu'à présent, paraissant susceptible de se transmettre par hérédité.

Ce qu'il y a de très-remarquable, c'est que cette maladie peut revêtir deux formes, l'une extérieure, l'autre intérieure. Dans le premier cas, elle attaque de préférence les glandes superficielles, la peau et en général les parties externes; dans l'autre, elle intéresse surtout les parties internes, le mésentère, les poumons, le cerveau, les os; et presque toujours alors il n'y a point de gonflements glandulaires externes, ou du moins il y en a peu, comme on le voit, par exemple, dans le rachitisme.

La disposition au scrofule s'annonce, dans l'enfance, par quelques-uns des signes indiqués ci-après, qu'il est bon de connaître pour s'opposer à temps au développement de la maladie : en général, l'enfant a la tête fort grosse, surtout à l'occiput; la lèvre supérieure, et le nez surtout, sont fréquemment enflés; le corps entier est plein, rebondi et bien nourri; mais les chairs sont molles, flasques et comme spongieuses; le bas-ventre est plus gros et plus saillant que de coutume; les selles sont irrégulières, tantôt constipation, tantôt diarrhée; l'esprit est vif et l'intelligence précoce; mais le développement physique est retardé ou s'opère d'une manière irrégulière.

Les causes de la maladie sont plus nombreuses qu'on ne le suppose généralement; car les scrofules peuvent être occasionnés chez des enfants de parents parfaitement sains, par une mauvaise nourriture durant les premières années de la vie, vers des nourrices maladives, scrofuleuses ou syphilitiques; par le séjour au milieu d'un air impur, renfermé, animalisé, humide et froid : aussi la maladie est-elle plus commune en Angleterre, sur les côtes de la mer du Nord, et dans les gorges profondes des montagnes (le Valais), qui sont les seuls endroits où l'on rencontre, à l'état endémique, le crétinisme au plus haut degré de cette affection; une nourriture mauvaise, lourde et indigeste pendant les premières années de l'enfance; l'usage prématuré des boissons spiritueuses; une vie trop sédentaire et le défaut d'exercice chez les enfants; une impulsion communiquée de trop bonne heure aux facultés intellectuelles; enfin tout ce qui pourrait engendrer une lymphe de mauvaise qualité ou affaiblir le système lymphatique.

OBSERVATIONS.

Julie N....., âgée de neuf ans, remarquable par le développement précoce de son intelligence, avait été, pendant plus d'une année, dans un état de langueur qui donnait beaucoup d'inquiétude à sa famille. L'activité de son esprit n'avait point été ralentie, mais le mouvement et les jeux de son âge ne l'intéressaient plus; elle passait presque tout son temps à lire dans l'appartement de sa mère. Un traitement spécial modifia cet état, et ramena l'appétit, qui avait été nul pendant longtemps. Quelques mois plus tard, cette jeune fille fut atteinte de la rougeole, et cette maladie paraissait avoir son cours sans accident, lorsque, vers les derniers jours, un refroidissement ramena des accidents graves qu'on s'empressa de combattre. La santé parut se rétablir; mais une glande du cou avait acquis un volume considérable, et tous les autres accidents paraissaient dissipés, sans que la glande eût diminué de grosseur. Appelé auprès de cette enfant, je fis des applications électro-magnétiques sur la glande même, en plaçant un conducteur de chaque côté. Le résultat fut complétement satisfaisant : au bout de très-peu de jours la diminution de la glande était sensible ; après un mois, elle avait disparu entièrement (1).

La femme d'un ouvrier forgeron me présenta un enfant de quatre ans et demi, du sexe masculin, qui était d'une maigreur extrême, quoiqu'il mangeât avidement tout ce qui lui était offert. Le ventre gonflé et dur présentait au toucher des tumeurs également dures ; tout son aspect indiquait la souffrance et la fatigue ; il n'allait que difficilement et rarement à la selle. Après avoir administré quelques médicaments qui ne produisirent aucun effet sensible, je songeai à l'électricité magnétique, et je commençai des applications. Un changement commença à se manifester au bout de quinze jours. L'aspect du malade devint meilleur ; la

(1) Comme la stagnation de la lymphe dans ses vaisseaux la fait souvent dégénérer en âcreté scrofuleuse, susceptible de nuire aux diverses parties de l'organisme, le traitement ne doit pas se borner à fondre les engorgements, il faut encore combattre, par les moyens connus, les principes morbifiques. Je n'ai point à parler ici de remèdes à employer. Je rappellerai seulement que l'application constitutionnelle de l'électricité magnétique, en même temps qu'elle favorise à un très-haut degré l'action des médicaments, prévient le retour de la maladie en augmentant l'énergie de toutes les fonctions.

peau reprit un peu de vie et les fonctions du ventre devinrent régulières. Le traitement fut continué pendant six semaines; et le mal avait beaucoup diminué, lorsque le père de l'enfant quitta le pays avec sa famille pour aller travailler dans un autre établissement que celui où je l'avais connu. Je n'en ai pas eu de nouvelles depuis ce temps.

Un homme que j'avais eu occasion de connaître enfant, et chez lequel j'avais remarqué souvent le gonflement du nez et de la lèvre supérieure, avait joui cependant d'une assez bonne santé pendant toute sa jeunesse; mais à la suite d'un refroidissement, plusieurs glandes de son cou se gonflèrent et prirent un grand développement; il en fut moins affligé sous le rapport de sa santé, qui ne souffrait pas d'ailleurs, qu'en raison de la difformité qui le contrariait beaucoup. Un médecin lui conseilla l'usage de l'iode, qui lui fut administré à doses un peu hautes, sans qu'aucun effet se fît remarquer ni sur les glandes gonflées ni dans le reste de l'organisme. S'étant alors adressé à moi, j'employai l'électricité magnétique; et, à l'aide de compresses légèrement imbibées d'iodure de potassium, sur lesquelles je fixai les conducteurs, j'essayai de porter le remède dans la tumeur même. L'effet fut rapide, et, dès la première séance, le malade me dit que sa salive avait le goût d'iode; mais les fortes doses qu'il avait prises antérieurement produisirent, sous l'influence de l'électricité, une action dont l'énergie l'effraya, et dont les effets se manifestèrent par un amaigrissement et une faiblesse remarquables. Après quelques semaines, les forces s'étant rétablies, le traitement magnétique qui avait été interrompu fut repris et continué pendant quarante jours. Les glandes diminuèrent d'une manière sensible, et au bout de quelques mois le cou avait repris sa forme naturelle, l'action du traitement se prolongeant longtemps après qu'il a cessé.

Labaume parle avec étendue des succès qu'il a obtenus contre les scrofules, maladie si commune en Angleterre; il rapporte, comme exemples, cinq observations de malades guéris.

Goutte.

Cette maladie, dont les symptômes sont si connus, dépend d'une altération des humeurs et d'une anomalie de la nutrition, résultant de la faiblesse de la digestion, et qui a pour caractère la tendance à l'épaississement, à la production de la chaux, au développement des acides, à l'ossification. Les efforts de la nature suffisent souvent pour éliminer de l'organisme le principe morbifique produit par le trouble des fonctions digestives; mais si la nature manque de l'énergie nécessaire, ce principe reste fixé dans les parties extérieures et produit des douleurs dans les articulations et tous les autres accidents qui peuvent accompagner ce symptôme principal.

La goutte procède de dedans en dehors, à la différence du rhumatisme, qui agit de dehors en dedans. La maladie est toujours accompagnée de la production d'une substance morbifique qui a lieu évidemment dans les organes de la digestion et de la chylification. Les plaisirs de la table, ceux de l'amour et l'oisiveté en sont les conditions; la goutte est une maladie des gens riches.

Les excès de table remplissent le chyle de substances mal élaborées, acides, âcres; l'abus des plaisirs et l'oisiveté débilitent les organes et rendent incomplètes l'élaboration des substances. On sait, en effet, que les attaques de goutte sont ordinairement précédées ou accompagnées de désordre dans les fonctions digestives.

Le traitement radical de la goutte a trois indications à remplir :

1° Éloigner les causes auxquelles se rattache la production de la maladie ;

2° Fortifier les organes digestifs ;

3° Favoriser toutes les sécrétions qui sont susceptibles d'éliminer la matière morbifique dont l'économie pourrait être chargée.

Le premier objet n'a trait qu'au régime à faire suivre au malade, et les recommandations à ce sujet restent les mêmes, quels que soient les remèdes à employer pour la guérison.

Quant aux deux autres objets, qui sont de fortifier l'estomac et de favoriser les sécrétions, ce qu'on a vu des propriétés du fluide dégagé par l'aimant ne pouvait laisser de doute sur l'efficacité de cet agent dans le traitement de la goutte.

Labaume cite un grand nombre de cures opérées sur des goutteux, en faisant remarquer que l'électricité ne devait être employée que lorsque la maladie était à l'état chronique, et non lorsqu'on pouvait remarquer une excitation inflammatoire.

Dans la *goutte atonique*, et lorsque l'énergie constitutionnelle est tellement affaiblie, qu'elle ne peut localiser la maladie, l'influence de l'électricité amène la guérison bien plus souvent qu'elle ne détermine un paroxisme régulier. Labaume cite, entre autres, un malade qui se plaignait d'une douleur à la poitrine, et dont la respiration était gênée et pénible. L'électricité galvanique lui ayant été appliquée, au bout de quelques instants il put respirer avec facilité, et la douleur dont il se plaignait passa immédiatement dans le gros orteil; le traitement ayant été continué pendant quelques jours, l'action du principe morbifique cessa entièrement, et le malade recouvra sa santé générale.

Dans la *goutte déplacée*, les résultats ont été également satisfaisants : plusieurs personnes attaquées d'inflammations goutteuses chroniques de l'estomac, du foie et des entrailles, ont été presque instantanément guéries par l'influence électrique.

Un goutteux qui se plaignait d'une douleur violente dans la région du foie, s'étendant jusqu'aux entrailles, et qui de temps en temps éprouvait des spasmes violents dans l'estomac, ainsi que des étourdissements dans la tête et dans les yeux, fut soumis à une application dirigée vers la région du foie, mais avec une tension très-légère, de peur d'augmenter l'état d'irritation considérable où il se trouvait. Au bout de peu d'instants, la douleur qu'il avait ressentie dans le côté et les entrailles était passée dans le gros orteil du pied droit ; en sorte qu'il put à peine traverser la chambre, et fut forcé de prendre une voiture pour s'en retourner. Le lendemain il revint à pied, et après un petit nombre de séances, la maladie disparut entièrement.

Rhumatisme.

Toute maladie rhumatismale tire sa source de la peau par la suppression de la perspiration cutanée, le plus important et le plus actif de tous les émonctoires de la vie organique, la voie par laquelle le corps se débarrasse d'un produit égal au moins aux deux tiers de toutes les matières altérées, et dont le défaut d'élimination engendre toujours un principe nuisible, susceptible de vicier la composition des humeurs. Il y a, d'après cela, deux indications fondamentales à remplir pour le traitement du rhumatisme : celle de rétablir ou suppléer la fonction cutanée, et celle d'éloigner l'âcreté séreuse.

Sous ce double rapport, l'électricité magnétique produit les effets les plus satisfaisants, en amenant dans la partie souffrante une augmentation notable de l'activité de la circulation.

OBSERVATIONS.

Madame F...., âgée de quarante-deux ans, d'une constitution naturellement forte et vigoureuse, était, depuis plusieurs années, en proie à des douleurs rhumatismales qui la privaient de l'usage d'un bras, que souvent même elle devait porter en écharpe. Au mois de décembre 1842, elle a été soumise aux applications de l'électricité magnétique, et quinze séances ont suffi pour lui rendre entièrement l'usage du membre perclus et faire disparaître jusqu'à la dernière trace des douleurs.

Mademoiselle G....., âgée de trente ans, d'une santé délicate, souffrait d'une vive douleur dans un des côtés de la poitrine; le plus léger contact aggravait la souffrance. La malade avait eu, quelques mois auparavant, une inflammation de poitrine pour laquelle on l'avait traitée par des moyens ordinaires, et la douleur qu'elle ressentait était considérée comme une suite de l'irritation des plèvres ; divers remèdes furent administrés en conséquence de cette appréciation de la cause du mal, mais on n'obtint point d'amélioration. Pensant à la fin que la douleur pouvait être rhumatismale, on employa l'électricité magnétique, et après un petit nombre de séances, la douleur fut dissipée.

M. ***, âgé de cinquante ans, souffrait d'une vive douleur qui s'étendait depuis la région de la hanche jusqu'à la jambe. Le mal avait paru à la suite d'un refroidissement auquel le malade s'était exposé en chassant dans des lieux marécageux. J'eus l'occasion de le voir, et je lui proposai l'emploi de l'électricité magnétique. L'espoir d'être promptement soulagé le détermina facilement, et le même jour je commençai l'application du remède. Je fis placer la jambe dans un bain d'eau légèrement salée, et l'un des conducteurs fut dirigé sur une plaque de métal fixée à la hanche, tandis que l'autre communiquait avec l'eau salée, qu'on sait être très-propre à transmettre le fluide électrique. Dès le premier jour, la douleur avait diminué, et au bout d'une semaine elle avait entièrement disparu.

Maladies de la peau.

Les maladies de la peau, qui peuvent être considérées comme liées à des affections gastriques, sont promptement guéries dès qu'on a rétabli les fonctions de l'estomac, et, sous ce rapport, l'électricité magnétique est encore un moyen des plus efficaces. Labaume cite un assez grand nombre de cas d'éruptions de toutes formes sur les diverses parties du corps, qui, après avoir résisté à tous les remèdes prescrits, ont été guéries par le traitement galvanique.

OBSERVATIONS.

Couperose.

Une dame âgée d'environ trente ans, et dont la santé générale pouvait passer pour bonne, avait vu, depuis quelques années, apparaître sur sa figure des taches de couleur purpurine, passant quelquefois à la nuance rouge-brun, et qui, sous l'influence de la moindre excitation physique ou morale, occasionnaient un sentiment de chaleur et formaient une petite élévation au-dessus du niveau de la peau. Elle avait employé déjà un grand nombre de remèdes, tant externes qu'internes, pour se débarrasser de cette affection; mais aucun des moyens mis en usage n'avait eu l'effet désiré. Elle essaya enfin des applications électro-magnétiques, et après un mois de ce traitement, la peau du visage reprit sa teinte naturelle. J'avais prescrit en même temps des lotions extérieures, inutilement employées auparavant, mais dont l'effet, sous l'influence de l'électricité, a sans doute contribué aussi à la guérison.

Taches hépatiques.

Une dame âgée de quarante avait sur la poitrine et sur le dos des taches de couleur brune, plus marquées à certaines époques, et qui s'accompagnaient souvent d'une démangeaison insupportable. La maladie remontait à plusieurs années, et depuis son apparition on avait eu recours inutilement à beaucoup de moyens conseillés par des médecins en réputation.

Quelques semaines d'applications électro-magnétiques ont suffi pour faire disparaître sans retour les taches et les démangeaisons. Dans ce cas, comme dans le précédent, j'ai fait pratiquer quelques lotions extérieures.

Labaume parle des guérisons nombreuses qu'il a obtenues dans les cas de dartres. J'ai traité moi-même avec succès plusieurs personnes pour cette affection, mais j'ai constamment associé à l'électricité magnétique des remèdes extérieurs propres à rétablir les fonctions de la peau, en évitant soigneusement les répercussifs.

L'électricité magnétique, employée comme force chimique, fournit encore un moyen puissant pour combattre les ulcères ou autres sécrétions morbides. C'est à M. Orioli qu'est due la première idée de ce mode de traitement : il faut préalablement constater, à l'aide des moyens connus dans la science, l'état positif ou négatif de la partie malade, c'est-à-dire la faculté dont jouit cette partie de sécréter des matières acides ou alcalines. Ce premier point établi, il suffit d'appliquer sur la partie dont il s'agit le conducteur qui doit provoquer une sécrétion d'humeurs d'une nature opposée à celle produite par l'état pathologique, et de placer le second conducteur sur un autre point de la peau.

Maladies des Femmes.

Aménorrhée.

L'irrégularité dans les époques a lieu fréquemment chez les jeunes personnes, et n'est pas d'une grande importance; mais lorsque des causes sérieuses occasionnent des obstructions qui troublent les fonctions générales de l'organisme, on doit s'attacher avec soin à éloigner ces causes premières, puis, quand la maladie persiste, employer l'électricité magnétique.

Dans les cas accidentels occasionnés par le froid, la frayeur, etc., le mal a souvent disparu instantanément sous l'influence de ce moyen puissant. Les guérisons ont été également obtenues lorsque le mal provenait soit d'un dérangement constitutionnel, soit d'une affection locale.

Dysménorrhée.

On donne ce nom à l'état maladif qui accompagne les époques chez certaines femmes, en raison de la difficulté avec laquelle s'accomplit la crise mensuelle. Cet état est caractérisé par un ou plusieurs des signes suivants : colique violente, maux de tête, vomissements, maux de dents, ou même accidents plus graves encore, tels que syncopes, convulsions, mélancolie, manie, etc. Ces symptômes peuvent précéder, accompagner ou suivre les époques.

La maladie tient à une exaltation morbide de la sensibilité, qui dépend le plus souvent de la faiblesse du système nerveux en général, et qui, sous ce rapport, ne peut être mieux et plus promptement soulagée que par l'électricité magnétique, qui convient tout à fait pour calmer et fortifier.

Leucorrhée.

Ce qu'on a dit des propriétés du fluide électro-magnétique suffit pour faire comprendre tous les services qu'il peut rendre dans une affection presque toujours occasionnée par une grande dépression des forces. Labaume parle des nombreuses cures qu'il a opérées dans des cas de ce genre par l'emploi constitutionnel de l'électricité voltaïque, sans aucune application locale.

Dans les autres maladies auxquelles les femmes sont sujettes, comme relâchements, chutes ou inclinaisons de l'utérus, l'électricité magnétique agit plus puissamment qu'aucun des remèdes fortifiants ou toniques que l'on pourrait administrer. On se bornera à rappeler ici que ce moyen est particulièrement recommandé dans l'ouvrage remarquable publié en 1833 par madame Boivin et le professeur Dugès (1).

Foulures, Entorses.

Labaume avait cité des cas de guérison de foulure et d'entorse, en faisant remarquer que les accidents légers avaient été très-promptement guéris, et que dans les cas plus graves, les membres qui avaient été affaiblis et diminués de grosseur recouvraient leurs forces et leurs formes primitives après un court traitement.

J'ai eu l'occasion de vérifier la puissance de l'électricité magnétique dans un cas de ce genre : Un ouvrier avait été appelé dans une maison pour fixer au plafond un crochet auquel on voulait suspendre un lustre ; l'ouvrier, monté sur

(1) Traité des Maladies de l'Utérus et des Annexes.

une échelle double, achevait ce qu'on lui avait demandé, lorsque l'échelle, dont les deux parties n'étaient point assujetties, commença à glisser des deux côtés sur le parquet. L'ouvrier, qui comprit tout ce que sa situation avait de critique, se soutint de la main droite après le crochet qu'il venait de placer, et appela à son aide, tandis que l'échelle s'affaissa au-dessous de lui. Retiré bientôt de cette position difficile, il se félicitait d'avoir évité une chute dangereuse; mais il sentit une vive douleur dans le bras par lequel il s'était soutenu, et les jours suivants, il se trouva dans l'impossibilité de se servir de ce membre, et même de le ployer. Cet homme étant venu me voir à l'occasion de sa profession, j'appris de lui les détails de son accident, et je pensai à l'instant même à une application électro-magnétique. Un courant fort intense fut dirigé dans les deux bras au moyen de conducteurs cylindriques tenus dans chaque main. Au bout de moins d'un quart d'heure, l'expérience ayant été suspendue sur la demande du malade, qui voulait se reposer un peu, je ne fus pas moins étonné que lui de voir que son mal était entièrement dissipé, et que tous les mouvements qu'il voulait faire avec son bras n'occasionnaient plus aucune douleur.

Vers.

Labaume cite trois cures de maladies vermineuses; il pense que l'électricité, en augmentant l'activité du canal intestinal, l'a débarrassé des matières dans lesquelles les vers étaient engendrés.

Fabré-Palaprat parle d'une femme chez laquelle il amena l'expulsion du ver solitaire en portant le courant directement sur le canal intestinal, un conducteur étant placé dans la bouche et l'autre à l'anus.

Maladies des yeux.

Cataracte.

Labaume cite quatre cas de cataracte, en ajoutant que ce sont les seuls qui se soient présentés à lui. Une dame de moyen âge qui avait un commencement de cataracte à l'œil gauche fut guérie en peu de semaines. Deux dames âgées avaient des cataractes formées aux deux yeux; un traitement de trois semaines arrêta les progrès de la maladie chez l'une d'elles, et ne produisit rien sur l'autre (peut-être eût-on obtenu des effets avec plus de persévérance). Dans le quatrième cas, l'électricité voltaïque ne fut employée qu'après l'opération de l'abaissement de la cataracte; la vue se rétablit en peu de temps, l'absorption s'étant faite très-rapidement sous l'influence du galvanisme.

Fabré-Palaprat cite le cas d'une dame qui a reçu ses soins et ceux du docteur Sarlandière. Cette dame, atteinte d'une cataracte de l'œil gauche et d'une paralysie des membres inférieurs, se soumit, pour cette dernière affection seulement, à un traitement galvanique. Après un petit nombre de séances, elle marchait seule : « Mais quel fut notre étonnement, ajoute « Fabré-Palaprat, lorsqu'elle nous déclara que « depuis qu'elle subissait le traitement galva- « nique, l'obstacle qui, dans l'œil gauche, s'op- « posait à la vision avait disparu peu à peu et « qu'elle voyait de cet œil aussi bien que de « l'autre. Nous étions loin de penser, M. Sar- « landière et moi, que le fluide manifesterait « sa puissance contre une espèce de cécité que, « jusqu'alors, on n'avait pu guérir que par l'ex- « traction ou l'abaissement du cristallin. »

Le fluide électrique paraît agir dans ce cas en modifiant l'humeur du cristallin dont l'opacité serait due à une congestion.

Cécité par suite de l'abus du mercure.

Fabré-Palaprat cite le cas d'une personne qui avait perdu la vue un mois après qu'on eut fait disparaître, à l'aide d'un traitement par le mercure, un ulcère situé dans la cavité de la bouche. Après deux mois environ d'applications galvaniques, la vue a été rétablie, et s'est conservée bonne depuis lors.

Labaume, sans entrer dans le détail des cas très-nombreux qui, dit-il, se sont offerts à lui, parle de la maladie mercurielle en général, comme d'une affection dont le galvanisme a triomphé dans tous les cas, soit qu'il fût question de maux de gorge, tumeurs, ulcères ou affections des tendons et des os.

L'effet de l'électricité doit ici surprendre d'autant moins, que l'on connaissait depuis longtemps toute la puissance de cet agent pour guérir le tremblement et les autres accidents auxquels sont sujets les ouvriers doreurs, exposés aux vapeurs mercurielles.

Épilepsie. — Danse de Saint-Gui. — Tic nerveux.

Labaume cite plusieurs exemples de guérison obtenue au moyen de l'électricité voltaïque dans dès cas d'épilepsie, de chorée et de tic nerveux.

Fabré-Palaprat rapporte l'observation d'un jeune homme de dix-neuf ans, atteint depuis l'âge de sept ans d'épilepsie, et dont les accès se reproduisaient de trois à cinq fois par mois. Pendant un traitement prolongé depuis le 12 avril 1827 jusqu'au 30 janvier 1828, mais avec des intervalles tels, qu'il n'y a pas eu plus de soixante séances, les accès ont été de plus en plus rares, le dernier n'ayant eu lieu que quatre mois et douze jours après celui qui l'avait précédé.

Le docteur Most, médecin à Stadthagen, principauté de Schauenburg-Lippe, a publié une notice sur un établissement consacré au traitement de l'épilepsie par le moyen du galvanisme, et dans lequel on obtient les plus grands succès de l'emploi de ce mode de médication combiné avec l'usage des remèdes internes et externes. (*Archiv. Für Medizinische et Fahrung*, etc., 1825.)

Maladies de la vessie.

Labaume a consacré un paragraphe de son livre aux maladies de la vessie, qui, dit il, sont souvent causées par un dérangement des organes de la digestion, produisant une grande irritation au col de la vessie, avec impuissance de retenir l'urine, ou difficulté de l'évacuer sans effort et sans douleur.

Il cite un vieillard de soixante ans qui souffraït beaucoup de l'irritation spasmodique du col de la vessie, et ne pouvait retenir son urine; un traitement de six semaines amena la guérison.

Un autre sujet, qui souffrait depuis quelques années d'un resserrement spasmodique, en fut guéri en peu de jours, et ne s'en est plus ressenti.

Labaume recommande encore l'emploi du galvanisme dans les maladies néphrétiques. Il s'est présenté, dit-il, un cas où, après quatre applications galvaniques, un malade souffrant cruellement de la gravelle rendit une quantité de sable rouge, fut de suite soulagé, et n'a pas eu de retour de la même maladie.

Hydropisie.

Labaume parle de l'application du galvanisme dans des hydropisies de diverses sortes où les résultats ont été quelquefois heureux.

L'hydropisie de poitrine a été plus souvent soulagée qu'aucune autre ; mais l'électricité n'a pas pu seule amener la guérison.

Une femme atteinte d'une hydropisie enkistée de l'ovaire fut guérie après un traitement de plusieurs mois ; mais, dans des cas qui paraissaient semblables, la maladie a résisté au traitement.

Dans *l'anasarque* (accumulation de sérosité dans le tissu cellulaire), l'électricité voltaïque a produit de copieuses sécrétions de la peau et des reins, et a fait graduellement disparaître la maladie.

Phthisie pulmonaire.

Dans la phthisie commençante, le galvanisme a été plusieurs fois employé avec avantage pour arrêter les progrès de la maladie. A un degré plus avancé, il ne peut que soulager, et c'est encore là un point de grande importance. Il est facile de concevoir que le fluide agit dans cette circonstance en facilitant la circulation dans les poumons et l'expectoration des matières qui peuvent obstruer les canaux bronchiques.

Physconie.

Lorsque les mauvaises digestions et la constipation habituelles ont donné lieu à une distension des entrailles et à une corpulence morbides, le galvanisme, en plusieurs circonstances, a fait diminuer la grosseur de l'abdomen et des autres parties du corps. Labaume cite à ce sujet le cas d'un homme de cinquante ans ayant aimé la bonne chère, et qui était devenu très-corpulent; s'étant soumis au traitement galvanique, pour rétablir sa digestion, qui était pénible et laborieuse, il se trouva, après quinze jours, réduit de onze centimètres en circonférence, ce qu'il vérifia en se mesurant. Au bout de cinq semaines, il avait recouvré la santé et son activité ancienne.

Asphyxie.

Aldini et Rossi ont fait des expériences sur des animaux qu'ils avaient asphyxiés en les tenant dans l'eau jusqu'à extinction apparente de la respiration et de tout mouvement musculaire. Après les avoir tirés de l'eau, on les soumettait à une application galvanique, et bientôt ils revenaient à la vie. Aldini dit n'avoir jamais manqué de réussir que dans les cas où, par une submersion trop prolongée, l'animal avait entièrement cessé de vivre.

Ces expériences ont été variées en les répétant sur des animaux asphyxiés de toutes sortes de manières et par des moyens différents; les résultats obtenus ont toujours été les mêmes.

L'emploi de l'électricité magnétique n'est pas limité aux cas qui ont été rappelés dans cet écrit: l'analogie en signale beaucoup d'autres à l'attention des praticiens, et l'on ne peut douter que la facilité avec lequel l'état actuel de la science permet de disposer d'un agent si actif n'augmente incessamment le nombre des observations intéressantes. Quant à présent je n'ai voulu parler que de ce qui a été consacré par l'expérience.

Il est souvent utile d'associer à l'action électro-magnétique celle de quelques médicaments; mais alors on ne doit pas perdre de vue que sous l'influence de cet agent puissant, la réceptivité de l'organisme peut s'accroître beaucoup. Faute d'avoir égard à cette circonstance, on s'exposerait à fatiguer très-inutilement les malades.

TABLE DES MATIÈRES.

Paris. — Typographie Lacrampe et Comp., rue Damiette, 2.

www.ingramcontent.com/pod-product-compliance
Ingram Content Group UK Ltd.
Pitfield, Milton Keynes, MK11 3LW, UK
UKHW021908260726
13966UKWH00006B/1279